Zum Traumgewicht mit Intervallfasten

Ohne zu Hungern mit einer spzeiellen Ernährugnsstrategie einige Kilos los werden. Das "know-how" zum Wohlfühlgewicht

Inhaltsangabe

1. Einleitung
2. Was versteht man unter Intervallfasten
3. Welche Muster gibt es
4. Wie könnte ein Tag im Intervallfasten strukturiert sein
5. Gesundheit im Mittelpunkt
6. Wie ernähre ich mich richtig
7. Das Wichtigste beim Intervallfasten
8. Tipps und Tricks um das Fasten zu erleichtern
9. Erlaubt mir mein Körper zu fasten?
10. Sport und Intervallfasten
11. Fehler beim Intervallfasten
12. Zum Rezeptbuch
13. Fazit

1. Einleitung

Ein Thema, welches uns alle betrifft, ist unser eigner Körper. Wenn man sich selbst fragt, ob man mit sich selbst zufrieden ist, kommt wahrscheinlich ein "Naja" als Antwort. Wir alle beschäftigen uns mit Theorien, wie man am effektivsten Abnimmt, wie man am schnellsten das Traumgewicht erreicht und was man dafür tun muss. Als Resultat lassen wir uns häufig auf eine Blitzdiät ein und verfallen anschließend dem Jo-Jo Effekt. Dann steht man wieder am Anfang und das Spiel beginnt erneut.

Auch die Wissenschaft befasst sich mit diesem Thema, sowie die Ernährungsberatung. Und es stellt sich heraus, dass erfolgreich Abnehmen gar nicht so schwer ist. Mit dem richtigen Ansatz, kann man in wenigen Tagen erfreuliche Ergebnisse erzielen. Man brauch nur das gewisse "know - how" und den passenden Plan. - Das Beste ist, dass dies auch ohne Hungern und ohne Heißhungerattacken möglich ist.

Im Anschluss geht wird erklärt, wie man am effektivsten einige Kilos ablegt, welchen Fehlern man aus dem Weg gehen kann und wie der unerwünschte Jo-Jo Effekt endgültig ausbleibt. Weiters werden einige Rezepte angeboten, um einen Vorgeschmack zu erhalten, wie eine solche Diät aussehen kann. "Fasten ohne Hungern" steht dabei im Vordergrund.

2. Was versteht man unter Intervallfasten?

Intervallfasten ist auch als intermittierendes Fasten bekannt, es gilt als effektivste Methode abzunehmen. Je nach Modell isst man täglich nur zu gewissen Zeiten und erlaubt dem Körper eine Ruhephase, in der er zusätzlich Kalorien verbrennen kann.

Der menschliche Körper ist darauf ausgelegt, seine Reserven zu verbrennen, wenn die Nahrungsaufnahme ausbleibt. Nach einigen Tagen wird der Energieverbrauch reduziert und der Körper beginn, Muskeln abzubauen. Hier macht das Intervallfasten den großen Unterschied:

Es wird nämlich zu ganz bestimmten Zeiten normal gegessen, ohne konkret auf die Anzahl der Kalorien zu achten. Die restlichen Stunden wird überhaupt nicht gegessen, auch ein Snack ist nicht erlaubt. Dadurch geht der Körper in eine kurze Zeit des Fastens und verbrennt einige Kalorien.

Diese Art des Fastens unterscheidet sich von einer herkömmlichen Diät, bei der man für kurze Zeit auf viele Lebensmittel verzichtet und grundsätzlich weniger zu sich nimmt. Beim Intervallfasten isst man gesund, Proteinreich und nimmt viele Flüssigkeiten zu sich, sodass der Körper nicht hungert und man keine Heißhungerattacken durchleiden muss. Daher ist die Erfolgsrate auch so hoch, es fällt ganz einfach leichter, die Diät länger durchzuhalten.

3. Welche Muster gibt es?

Es gibt unterschiedliche Herangehensweisen beim Intervallfasten. Die beliebteste Art nennt sich "16:8". Wie viele vermutlich schon erraten haben, geht es um die Stunden, in denen man Essen zu sich nehmen darf und in welchen Stunden man auf alle Lebensmittel verzichten muss. 8 Stunden darf demnach normal gegessen werden, 16 Stunden dienen dem Fasten. Zwischen 7 und 9 Stunden schläft man sowieso und in der restlichen Zeit, muss man eisern bleiben. Wer also um 9 Uhr Frühstückt, sollte um 17:00 Uhr spätestens mit der letzten Mahlzeit fertig sein. Der Hintergedanke dabei ist, dass man zumindest eine Mahlzeit auslässt, oder zumindest den Abendsnack weglässt, welcher oft für die extra Kilos verantwortlich ist. Ein weiterer Vorteil bei diesem System ist, dass der Magen in der Nacht mit Verdauung beschäftigt ist und das verhilft wiederrum zu einem besseren, tieferen Schlaf.

Ein weiteres Muster, welches reichlich mehr Disziplin verlangt ist das "5:2". Bei dieser Art geht es aber nicht um essen im 2 Stunden Takt, sondern um 5 Tage Nahrung, 2 Tage Fasten. Während der 5 Tage wird ganz normal gegessen, ohne groß auf die Kalorien zu achten. 2 Tage dienen der Fastenzeit und man nimmt nichts zu sich außer Wasser und ungesüßten Tee. Die 2 Tage, sollten allerdings nicht aufeinander folgen, sondern unter der Woche verstreut sein. Das erfordert zwar anfangs reichlich Disziplin, doch gewöhnt sich der Körper ziemlich schnell daran. In kürzester Zeit verlaufen die zwei Fastentage ohne Qual. Die Kilos purzeln bei dieser Diät schnell, wenn man sich an eine gesunde Ernährung hält. Man sollte keinesfalls an den Tagen, an denen man Nahrung zu sich nehmen darf, zu viel essen, sonst hält man nicht nur die Fastentage schwerer ein, sondern nimmt kaum oder nicht ab.

Beim dritten Muster handelt es sich um das "1:1" - Fasten. Hier wird einen Tag normal gegessen und einen Tag gar nicht. Diese Methode ist besonders für Menschen empfehlenswert, die viel Gewicht verlieren möchten. Hierbei ist es ebenfalls sehr wichtig an den "ess-Tagen" nicht zu viel zu sich zu nehmen und vor allem ausgewogen und gesund zu essen, sonst kann es sein, dass der Jo-Jo Effekt eintritt.

Die beliebteste Form des Fastens ist, wie man unschwer erraten kann, die 16:8 Methode, da man diese einfach in den Alltag einbauen kann, man gewöhnt sich schnell an den Rhythmus und es ist einfach, diesen auch langfristig beizubehalten.

4. Wie könnte ein Tag mit Intervallfasten strukturiert sein

A) 16:8

Je nachdem wie früh man aufsteht, ausgehend von 7:00 Uhr kann man bereits morgen eine Runde laufen gehen. Darauffolgend, sollten mindestens zwei Gläser Wasser getrunken werden. Während dieser Ernährungsform darf Kaffee konsumiert werden, wenn möglich allerdings schwarz. Wem das nicht schmeckt, kann auch ungesüßten Tee trinken. Ein warmes Getränk ist allerdings empfehlenswert, um den Stoffwechsel anzuregen. Je nach Typ, kann man hier ein spätes Frühstück einlegen. Wenn das Frühstück gegen 9:00 Uhr Stattfindet, kann bis 17:00 Nahrung konsumiert werden.

Gegen 12:00 sollte ein Proteinreiches Mittagessen stattfinden. Zwischen Mittagessen und Abendessen sollten nicht zu viele Snacks konsumiert werden. Rohes Gemüse, ist allerdings ok, da kaum Kalorien, dafür viele Vitamine versteckt sind. Kaffee darf nur noch bis 14:00 Uhr konsumiert werden, da Kaffein acht Stunden lang im Körper bleibt.

Am frühen Abend sollte man keine große Portion mehr zu sich nehmen, sondern eher auf einen leichten Salat, oder Suppe setzen. Mit jedem Essen, wird mindestens ein Glas Wasser getrunken. Nach der letzten Mahlzeit, kann eine weitere Bewegungseinheit stattfinden. Ein Workout für Muskelaufbau, sollte vor 20:00 Uhr stattfinden, um dem Körper eine Ruhephase vor dem Schlaf zu gönnen. Das

Workout kann je nach Einteilung auch auf den Morgen verlegt werden. Zwei kurze Bewegungseinheiten sind pro Tag aber zu empfehlen.

B) 1:1 & 5:2

Auch bei diesen Ernährungsformen wird ähnlich vorgegangen, außer dass man maximal drei Mahlzeiten zu sich nimmt, oft wird das Frühstück aber einfach durch Tee und Kaffee ersetzt. Obwohl nur an manchen Tagen gegessen wird und an manchen nicht, sollte man darauf achten, was man zu sich nimmt. - Oft ist die Low-Carb Version der Lieblingsgerichte, die bessere Entscheidung. Die letzte Mahlzeit sollte gegen 17:00 Uhr zu eingenommen werden. Bewegungsphasen und Flüssigkeitsaufnahme spielen hier eine große Rolle.

5. Gesundheit im Mittelpunkt

Im Mittelpunkt sollte immer die Gesundheit stehen. Genau hier liegt häufig das Problem bei herkömmlichen Blitzdiäten - man verzichtet Tagelang auf wichtige Nährstoffe. Das Resultat kann sich beispielsweise in Magen- und Verdauungsproblemen äußern, Hautirritationen oder Kreislauferkrankungen. Beim Intervallfasten steht allerdings das gesunde Abnehmen im Vordergrund, der Stoffwechsel wird durch viel Flüssigkeit angekurbelt, die Verdauung wird durch viele grüne Zutaten gereinigt und auch der Kreislauf wird mehrmals in Schwung gebracht, durch den vitaleren Lebensstil, der mit mehr Sport in Verbindung gebracht wird.

Kurzgefasst erfährt der Körper durch das Intervallfasten positive biochemische Veränderungen.

6. Wie ernähre ich mich richtig?

Da das Ziel ist Fett zu reduzieren, aber Muskelmasse beizubehalten, ist es wichtig sich ausgewogen zu ernähren. Jetzt stellt sich nur noch die Frage, was man konkret essen soll und auf was man lieber verzichten sollte. Nahrung wird in verschiedene Gruppen eingeteilt, wie beispielsweise Obst, Gemüse, Weizenprodukte, Hülsenfrüchte etc. Von einigen Lebensmitteln kann man sagen, dass sie besonders Proteinreich sind, oder extrem viele Vitamine beinhalten.

Der Trick liegt also darin zu wissen, in welchen Lebensmitteln welche Nahrungswerte versteckt sind und wie man diese am besten einsetzen kann. Grundsätzlich verzichten wir beim Intervallfasten nur auf Süßigkeiten uns stark Zuckerhaltige Getränke. Wir nehmen Vitamine, Ballaststoffe, Kohlenhydrate, gesunde Fette, etc. zu uns. Im Rezeptbuch, Kapitel 12, gibt es einen konkreten Ernährungsplan mit Nährstoffreichen Zutaten, für ganze 10 Tage.

7. Das Wichtigste beim Intervallfasten

Wer sich an einige Regeln hält während des Fastens, entgeht dem Heißhunger, Stimmungsschwankungen oder anderen Belastungen. Hier gibt es eine Liste an "how - to":

- Grundsätzlich sollte man an die Fastenphase, egal welche Methode man wählt, langsam herantreten. Der Körper muss sich erst auf die neue Diät gewöhnen und um einen Schock und Heißhungerattacken zu vermeiden, sollte man nach und nach an die gewünschten Zeiten heranwagen. Konkret bedeutet das, dass man zunächst einen Rhythmus von beispielsweise 14:10 eingeht, dann 15:9 und schließlich 16:8. Oder, bei der 5:2 Methode zunächst nur einen, oder sogar nur einen halben Tag fastet und auch hier die Zeitspanne langsam erweitert.
- Obwohl man während des Intervallfastens Sport nicht ausschließen darf, sollten sich die intensiven sportlichen Aktivitäten eher auf Tage reduzieren, an denen man ganz normal isst. Besonders bei der 5:2 oder 1:1 Methode, sollte man hohen Belastungen eher aus dem Weg gehen.
- Viele verspüren vermutlich den Drang, zu kompensieren, was man an den Nahrungs-freien Tagen auslässt und es wird zu viel konsumiert. Es sollte daher weiterhin normal gegessen werden, keine extra großen Portionen.
- Um länger gesättigt durch den Tag zu kommen, ist es wichtig richtig zu essen. Da Weizenprodukte

eher nicht dazu gehören, sollte auf diese auch weitgehend verzichtet werden. Stattdessen kann man eher zu Ballaststoffen, Eiweiß, Hülsenfrüchte oder Nüssen gegriffen werden. Besonders rohes Gemüse dient als guter Snack, falls der Heißhunger doch zuschlägt.

- Gesund essen sollte überhaupt während der ganzen Diät im Vordergrund stehen. Obwohl man oft Gefahr läuft, besonders abends, zur Schokolade, oder zu den Chips zu greifen, sollte das während der Diät keines Falls tun. Später gibt es noch einige Rezepte, die zum gesunderen Essen inspirieren sollen.

- Grundsätzlich sollte man während des Fastens 2 Mahlzeiten zu sich nehmen. Und so wenige Snacks wie möglich! Das gilt besonders für Süßigkeiten oder andere ungesunde Kleinigkeiten, die sich oft als Kalorienbomben outen.

- Auch bei Getränken kann man Abstriche machen, wenn es um Kalorien geht. Reines Wasser oder Wasser mit einem Spritzer Zitrone, manchmal den ein oder anderen Tee sollte konsumiert werden. Logischerweise muss auf gezuckerte Getränke, wie Cola verzichtet werden.

- Die Diät sollte auf jeden Fall in den Alltag passen. Das 16:8 Fasten lässt sich zwar sehr gut einbauen, doch wer schneller an Ergebnisse ran will und sich für di 5:2 Diät entscheidet, muss die Fastentage gut platzieren, mit möglichst wenig Stress und Zeit für sich, sowie Ruhephasen.

- Dazu kommt, dass man sich der Fastenzeiten treu bleiben sollte. Nach einer gewissen Zeit, gewöhnt sich der Körper an die Zeiten, an denen nicht gegessen wird. Um zu erreichen, dass sich der Körper umstellt, sollte man die Essenszeiten und Fastenzeiten nicht dauern umstellen.
- Ausreichend schlafen ist gesund! - Genau wie die Bewegungsphase braucht der Körper Ruhephasen. Um positiv der Diät beizusteuern wird empfohlen zwischen sieben und neun Stunden pro Nacht zu schlafen. Bewegungsphasen während der Tageszeit unterstützen eine gesunde Schlafphase.
- Ein weiterer Faktor, einer gelungenen Diät ist, langfristig gesund zu bleiben und sein Gewicht zu halten. Wie bereits erwähnt, passiert es oft, besonders bei Blitzdiäten, dass der Jo-Jo Effekt eintritt und man am Schluss sogar oft mehr wiegt, als zuvor. Auch bei dieser Diät ist es wichtig, am Ball zu bleiben und einige Zeit durchzuhalten. Auch wenn man sein Ziel erreicht hat, sollte man nicht zu den ursprünglichen Gewohnheiten zurückkehren, sondern einiges beibehalten, wie beispielsweise nur wenig am Abend zu essen, oder sich ausreichend bewegen.

8. Tipps und Tricks um das Fasten zu erleichtern

Selbst wenn man mit viel Motivation an die selbst bestimme Fastenzeit herangeht, eventuell schon erfolgreich mehrere Diäten hinter sich hat, kommt man früher oder später an den Punkt, wo es so richtig schwer wird. Hier gibt es einige Tipps und Tricks, um weder Nerven, noch Motivation zu verlieren:

- **Langsam essen** ist der Schlüssel! Oft ist man Stress während des Mittagessens und man nimmt sich nicht ausreichend Zeit. Man schaufelt also alles schnell in sich hinein, um dann möglichst schnell wieder an die Arbeit zurückkehren zu können. Allerdings tritt unser Hungergefühl erst nach 15 Minuten nach dem Eintreffen dem ersten Bissen im Magen ein. Wer sich also selbst mehr Zeit gibt, ausführlich kaut und dem Magen eine längere Vorbereitung ermöglicht, stellt eventuell fest, dass man schon nach der halben Portion satt ist. Je gemächlicher man es angeht, desto weniger stößt man auf das Problem, sich zu überessen. Da die Verdauung bereits beim Kauen beginnt, bedankt sich danach der Rest.
- **Ein kaltes Glas Wasser** kann beim Ankurbeln des Stoffwechsels helfen. Besonders während dieser Ernährungsform sollte man ausreichend trinken. Auch wenn der Heißhunger zuschlägt, kann ein kaltes Glas Wasser Abhilfe schaffen und den Hunger, zumindest für einige Zeit, dämpfen.

- Wer nicht von den zwischendurch Snacks ablassen kann, sollte nicht zur gelegentlichen Schokolade greifen, sondern zu **Rohkost**. Beispielsweise eine rohe Karotte gibt dem Magen eine Aufgabe und mit den Kalorien schlägt man nicht über die Strenge. Bei Früchten muss man aufpassen, denn Bananen, sowie Äpfel, oder Orangen enthalten sehr viel Fruchtzucker. Besser ist die Gemüsevariante. (Auch rohe Brokkoli Stücke und Sellerie gehören zu den perfekten Snacks).
- Um das Fasten zu erleichtern, hilft **ein Partner**. Egal ob Freund, Freundin, Verwandte, es hilft immer eine mentale, oder aktive Unterstützung, vor allem, wenn eine zweite Person, dasselbe durchmacht. Gegenseitiger Zuspruch kann durch hungrige Zeiten helfen, in denen man der Bikinifigur eigentlich schon Lebe wohl gewünscht hat.
- Ein weiterer Tipp, der eigentlich nicht einfacher sein könnte, lautet **Zähneputzen**. Das klingt zwar etwas merkwürdig, doch sind unsere Körper daran gewöhnt, nach dem Zähneputzen keine Nahrung mehr aufzunehmen. Wer also gegen 18:00 Uhr vor einer Heißhungerattacke steht, sollte einfach früher Zähneputzen und der Magen beruhigt sich wieder.
- Auch wenn uns unser **Ziel vor Augen** liegt und wir fest vorhaben, es auch zu erreichen, kommt man manchmal in die Situation, an der es brenzlig wird. Die Gesundheit sollte immer im Vordergrund stehen und wenn dich die Fastenphase so richtig Quält und du an nichts anderes mehr denken

kannst, dann iss etwas! Die Fastenphasen können danach wieder aufgenommen werden und durch einen kleinen Bruch der Diät, kann man erneut daran erinnert werden, warum man überhaupt damit angefangen hat. Man muss nicht um jeden Preis durchhalten!

9. Erlaubt mir mein Körper zu fasten?

Jede Art von Fasten, bringt Veränderungen für den Körper mit sich. Die Auswirkungen sind von Menschen zu Menschen unterschiedlich und einfach gesagt, fallen sie meist positiv aus. Allerdings ist nicht jeder dafür gebaut, längere Zeit nichts zu sich zu nehmen. Hier gibt es eine Liste an No-Go's beim Intervallfasten:

- Wenn bereits bekannt ist, dass grundsätzlich zu niedriger Blutdruck vorhanden ist, sollte auch das Intervallfasten dringlichst vermieden werden, da man bei der Fastenphase, auch mit normalen Blutdruck, an Grenzen stößt. Da dem Körper über mehrere Stunden keine Energie zugeführt wird und der Körper im "Energiesparmodus" läuft, hat das auch oft mit niedrigem Blutdruck zu tun.
- Auch Menschen, die bereits eine Vorgeschichte von Verdauungsproblemen/Krankheiten haben, wie beispielsweise das Reizdarmsyndrom, oder eine Stoffwechselerkrankung, sollten die Finger vom Intervallfasten lassen. Hier ist es eher zu empfehlen, einen Ernährungsberater aufzusuchen und sich einer speziellen Diät anzupassen.
- Chronische Krankheiten können ebenfalls ein Indikator dafür sein, nicht in die Fastenphase überzugehen, da dies ein Auslösen sein könnte.
- Während oder kurz nach einer Krebserkrankung sollte man sich dringend erholen und keines Falls eine Diät und damit Kompromisse eingehen.

- Auch während der Schwangerschaft, sowie Stillzeit braucht man seine ganze Energie – Es ist also nicht die richtige Zeit um mit dem Fasten zu beginnen!
- Essstörungen müssen ebenfalls reguliert werden, wobei das Intervallfasten nicht unterstützend wirkt. Besonders bei Anorexie ist einer Diät dringlichst abzuraten.
- Personen, die grundsätzlich wenig Körpergewicht haben, oder sogar Untergewicht, sollten generell eher eine gesunde, tägliche Ernährungsform finden und kein Kaloriendefizit eingehen.
- Diese Ernährungsstrategie ist für Kinder nicht geeignet, denn Tests haben ergeben, dass Kinder kognitiv weniger Leistungsstark sind, wenn das Frühstück spät eingenommen wird oder ganz und gar ausfällt. Besonders das logische Denken wird eingeschränkt, was sich auf die Schulnoten, sowie auf die ganze Entwicklung des Kindes auswirken kann.

Sollte keines dieser Hindernisse im Weg stehen, könnte das Intervallfasten die perfekte Methode sein, um dein Körperliches Wohlbefinden ins Gleichgewicht zu bringen.

10. Sport und Intervallfasten

A) 5:2 – 1:1 Methode

Wie bereits erwähnt sind Leistungssportarten, Hochleistungs-Ausdauertraining oder Krafttraining eher ungeeignet für die Fastentage, insofern man die 5:2 Methode gewählt hat. Dennoch sollte man die Zeit nicht damit verbringen, herumzusitzen und darauf zu warten, dass man die nächste Mahlzeit zu sich nehmen darf. Stattdessen sollte man so produktiv wie möglich sein und die Tage ausgiebig nutzen.

Bewegung sollte täglich stattfinden, mit Maß und Ziel. Man Fastet, um Gewicht zu verlieren – diesen Vorgang kann man unterstützen, indem man sich viel bewegt und das ist kein Geheimnis. Empfohlen wird eine Bewegungszeit von mindestens einer Stunde täglich. Dies kann ausgelebt werden, wie intensiv man möchte. Ein längerer Spaziergang, Joggen gehen, eine kurze Wanderung oder am Laufband/Hometrainer etwas schwitzen – das liegt bei einem selbst.

An den Tagen, an denen man isst, kann das Training intensiver sein und man sollte den Besuch im Fitnessstudio nicht aus dem Weg gehen. Allerdings ist es ratsam härteres Training in der Früh zu absolvieren, denn danach sollte man ausreichend Proteine zu sich nehmen. Trainiert man am Abend und das Abendessen fällt aus, geht man vermutlich mit Hunger ins Bett, was wiederrum nicht unterstützend auf unseren Schlaf wirkt.

B) 16:8 - Methode

Auch bei dieser Methode sollte sich jeder ausreichen bewegen. Hier besteht der Vorteil darin, dass man nach dem Sport, insofern man morgens trainiert, täglich ein Proteinreiches Frühstück verspeisen darf. Idealerweise, sollte die erste Mahlzeit, die größte Mahlzeit sein, mit den höchsten Nährwerten. Auch hierfür gibt es später einige Tipps, die sich in den richtigen Rezepten verstecken.

11.Fehler beim Intervallfasten

Trotz genauer Recherche und intensiver Beschäftigung mit dem Thema ist es ganz normal Fehler zu machen. Besonders bei Ernährungsplänen, unterschiedlichen Diäten etc. Findet man viel Falschinformationen im Internet. Hier gib es eine Liste an Fehlern, die während des Intervallfastens oft gemacht werden und denen man ganz leicht aus dem Weg gehen kann, wenn man sich einmal damit befasst hat:

- Ein Häufiger Fehler findet sich in der persönlichen Lebensplanung. Nur zu oft, wählt man den falschen Fastenplan, der eigentlich überhaupt nicht zum Alltag passt. Man muss deshalb darauf achten, wirklich die Methode auszuwählen, mit der man sich am besten identifizieren kann.

- Wie auch weiter oben bereits hingedeutet wurde, versucht denkt man sich oft, dass man in der Fastenzeit so viel abnimmt, dass man während der "Essensphase" zu der doppelten Portion greift. Hier versteckt sich allerdings eine Falle, denn der Körper verbrennt immer den gleichen Grundumsatz, auch während der Fastenpausen, verbrennt man nicht automatisch mehr Kalorien.

- Dazu kommt, dass man sich überlegen sollte, wann man was isst. Beispielsweise ist es äußerst vorteilhaft, nach viel Bewegung die größte Mahlzeit zu sich zu nehmen, die außerdem noch Proteinhaltig sein sollte. Am Nachmittag sollte die zweite, somit kleinere Mahlzeit stattfinden. Ein

Fehler liegt darin, dass man abends zu viel isst und sich damit automatisch den Schlaf raubt.

- Sich das Ziel vor Augen zu halten ist wichtig. Noch wichtiger ist es allerdings, sich reellen Zielen zu verschreiben. Zu hohe Ziele, führen zu kurzfristigen Ergebnissen und man findet sich im Jo-Jo Effekt wieder.

- Dies geht außerdem Hand in Hand mit zu wenig Geduld. Natürlich möchte man so schnell wie möglich, einige Kilos abnehmen, dennoch sollte man seinem eigenen Körper Zeit geben, sich an die neue Ernährungsstrategie zu gewöhnen und außerdem über lange Zeit hinweg durchhalten.

- Der Flüssigkeitshaushalt spielt eine erhebliche Rolle. Täglich sollte man so einige Liter Wasser zu sich nehmen. Die Grundregel besagt, dass es täglich 1 Liter Wasser pro 30 Kg Eigengeicht sein sollen, die man trinken soll. Eine Person mit 70 Kg sollte also mindestens 2, eher 3 Liter Wasser pro Tag zu sich nehmen. Hier scheitern viele, denn das ständige Wasser trinken muss erst zur Gewohnheit werden. Es zahlt sich aber mit Sicherheit aus.

- Das Ziel dieser Ernährungsform ist es, grundsätzlich energetischer zu werden und dem gesunden Körpergefühl beizutragen. Bewegung gehört einfach dazu – Egal wie stressig der Alltag auch sein kann, etwas Bewegung kann man mit Sicherheit einbauen. Auch wenn das für viele Neuland ist und man sich gegen den Willen aufraffen muss, bedankt sich der Körper mit einem ausgeglichenen Lebensgefühl.

- Stress stellt ein weiteres Problem da. Stress führt zu geringerem Durchhaltevermögen und zusätzlicher Nahrungsaufnahme, bekannt als Stressessen. Um einen frühzeitigen Abbruch der Diät zu vermeiden, sollten auch in einen stressigen Alltag Ruhepausen und Bewegungspausen eingebaut werden. Kurze Meditation oder Selbstreflektion kann dabei eine echte Hilfestellung sein.

12.Zum Rezeptbuch

Ernährung sind bei jeder gesunden Lebensform das A und O! Auch beim Intervallfasten sollte darauf geachtet werden, was man dem Körper zuführt. Hier gibt es eine Ideenquelle für den Frühstückstisch, als auch für eine größere Mahlzeit. Ganze 10 Tage, kann man von diesem Guide begleitet werden.

Am Frühstücksbuffet

Gesunde Müsli- Variante

Zutaten:

- 10g Kokosöl
- 20g geriebene Mandeln
- 10g Kürbiskerne
- 10g Cashewnüsse
- 10g Haselnüsse
- 1 Prise Vanille
- 2 TL Zimt
- Etwas Nuss Mus
- 1 kleinen Becher Naturjoghurt

Zubereitung:

- Alle Zutaten zerkleinern und den Ofen auf 150 Grad Celsius auf Ober- Unterhitze vorheizen
- Kokosöl ist normalerweise hart, wenn es kalt ist und muss schmolzen werden
- Vermische es mit dem Nuss Mus. Füge Zimt und Vanille hinzu und vermenge es gut
- Füge jetzt auch alle Nüsse hinzu
- Breite Backpapier auf einem Blech aus und verteile die Nuss Masse darauf
- Die Backzeit beträgt circa 25 Minuten
- Das Blech wieder aus dem Ofen nehmen und abkühlen lassen

- In einer Schüssel mit Joghurt verteilen und servieren – auch mit diversen Früchten kombinierbar

Hirse-Frühstück

Zutaten:

- 250ml Halbfettmilch
- 50ml Wasser
- 50g Hirse
- Eine Prise Salz
- Etwas Honig
- 125g Magertopfen/Quark
- 100g gefrorene Himbeeren
- 1TL gehackte Mandeln zum garnieren

Zubereitung:

- Die Hirse kurz abspülen und abtupfen
- Hirse in einem Topf mit Milch, Salz und einem kleinen Teelöffel Honig erhitzen.
- Für 5 Minuten köcheln lassen, damit die Hirse gut aufquillt. Danach noch 15 Minuten nachquellen lassen. Ab und zu umrühren, damit nichts anbrennt.
- Hirsemasse auskühlen lassen

- Die gefrorenen Himbeeren in einem Topf erhitzen – falls sie zu sauer sind, mit etwas Honig süßen
- In einer Schüssel, oder einem Glas eine Schicht Hirse und eine Schicht Himbeeren geben. Wiederholen bis die Masse aufgebraucht ist.
- Einen Teelöffel geriebene Mandeln darüberstreuen und sofort servieren.

Apfel Bowl

Zutaten:

- 50g Haferflocken
- 200g Halbfettmilch
- 60g Magertopfen
- ½ Apfel
- Eine Prise Zimt
- 1 TL Honig
- Eine Prise Kardamom

Zubereitung:

- Haferflocken, Milch und Honig in einem Topf kurz aufkochen lassen und dabei mit einem Kochlöffel umrühren
- Topfen und Zimt hinzufügen und unterrühren
- Apfel in kleine Würfel oder dünne Scheiben schneiden

- Haferflocken Masse in eine Schüssel geben, Apfel darüberstreuen
- Kardamom Pulver darüber streuen und noch warm servieren

Fitness Bananen Kuchen

Zutaten: (für 2 Personen)

- 1 überreife Banane
- 30g Haferflocken
- 40g Dinkelmehl
- 1TL Honig
- 140g fettarmes Joghurt
- 5g Olivenöl
- 15g dunkle Schokosplitter (man kann auch gut Oster/Weihnachts-Süßigkeiten verwenden)
- 1Ei
- Eine Prise Zimt
- Eine Tasse als Backform

Zubereitung:

- Zunächst muss die reife Banane zerdrückt werden – am besten funktioniert das mit einer Gabel in einer Schüssel.
- Olivenöl, Mehl und Haferflocken hinzufügen und verrühren

- Honig beigeben, Joghurt und Schokolade untermischen
- Ei zum Teig hinzufügen und gut vermischen
- Zwei eher kleine Tassen zunächst mit etwas Öl oder Butter einfetten und den Teig einfüllen - etwas Zimt darauf streuen
- Bananenkuchen in der Mikrowelle bei 800 Watt circa 2 Minuten lang backen lassen
- Wenn keine Mirowelle vorhanden ist, reicht auch ein Backofen bei 175 Grad Celsius, Heißluft, für 20 Minuten

Smoothie Bowl

Zutaten:

- Eine reife Mango
- Ein kleiner Becher Naturjoghurt
- TL Honig
- 1 EL Granola
- 1 TL geriebene Mandeln
- 1 Kiwi
- 5 Himbeeren

Zubereitung:

- Mango schälen und in Stücke schneiden
- Stücke mit dem Naturjoghurt in einem Mixer vermischen, bis ein Brei entsteht

- Honig der Masse hinzufügen
- Mango Mus in eine Schüssel geben und kaltstellen
- Kiwi schälen und in kleine Scheiben schneiden
- Himbeeren kurz abwaschen und abtupfen
- Kiwi, Himbeeren, Mandeln und Granola auf der Mango Mischung verteilen und sofort kalt genießen

Salziges Frühstück

Zutaten:

- 2 Eier
- 20g Schafskäse
- Eine Prise Salz
- Eine Prise Pfeffer
- Ein kleines Stück Butter
- Einige Gurkenscheiben
- 1 Stück Vollkornbrot

Zubereitung:

- Ein Stück Butter in einer Pfanner zum Schmelzen bringen
- Eier in die Pfanne schlagen und verrühren

- Nach circa einer Minute Schafkäse darüber bröseln, und das Ei ein bisschen salzen und pfeffern
- Eine Scheibe Brot aufschneiden, Gurken Scheiben darauflegen und etwas salzen
- Die Eier noch einmal gut vermengen und sobald alles fest ist, auf einen Teller geben
- Brot auf das Teller legen, servieren und genießen

Gesunde Crêpe Variante

Zutaten: (2 Portionen)

- 80ml ungesüßte Mandelmilch
- 40ml stark prickelndes Mineralwasser
- 40g Buchweizenmehl
- 10g Haferflocken (glutenfrei)
- Eine Prise Backpulver
- Eine Prise Kokosblütenzucker
- 1 TL Kokosöl
- Eine Prise Salz
- Eine Prise Zimt

Zubereitung:

- Haferflocken in einen Mixer oder Smoothie-Maker füllen und ganz fein mahlen

- Alle trockenen Zutaten in einer Schüssel zusammengeben und mit einem Kochlöffel vermengen.
- Mineralwasser beigen und weiterrühren
- Teig für 30 Minuten stehen lassen
- Eine beschichtete Pfanne mit etwas Kokosöl einfetten und erhitzen
- Einen Schöpfer Teig in die Pfanne geben und in alle Seiten verrinnen lassen – Wenn vorhanden mit einem Crêpe-Stab den Teig in der Pfanne verteilen
- 2-3 Minuten warten – dann Crêpe wenden und weitere 2 Minuten in der Pfanne lassen
- Crêpe mit etwas Joghurt und Früchten füllen und noch warm servieren

Eiweiß - Power - Frühstück

Zutaten:

- 2 Eier
- 1 große Tomate
- Etwas Feta
- Eine Prise Salz
- Eine Prise Pfeffer
- Kleines Stück Butter/ etwas Olivenöl
- Etwas Schnittlauch

Zubereitung

- Pfanne mit etwas Butter oder Olivenöl erhitzen
- Eier in die Pfanne geben und für zwei Minuten erhitzen lassen
- Tomate und Käse klein würfeln und zu den Eiern hinzufügen
- Alles gut durchmischen, bis auch die Tomaten warm sind
- Schnittlauch klein schneiden und darüberstreuen
- Auf einen Teller geben und warm servieren

NO-Carb- Knusperkugeln

Zutaten:

- 100g Mascarpone
- 50 g Magertopfen
- 20 g geriebene Mandeln
- 1 TL Flohsamenschalen
- 50 g ganz Haselnüsse

Zubereitung:

- Alle Zutaten bis auf die ganzen Haselnüsse in eine Schüssel geben und gut vermengen – etwas mit Stevia, Honig, Zucker oder anderen Süßungsmittel abschmecken

- Masse für eine Stunde in den Kühlschrank geben und rasten lassen
- Haselnüsse ganz ohne Fett kurz in der heißen Pfanne schwenken, aber nichts anbrennen lassen.
- Nüsse auskühlen lassen und zerkleinern
- Hände anfeuchten und kleine Portionen in Kügelchen formen. Falls die Masse zu weich ist, können noch Flohsamenschalen hinzugefügt werden
- Die fertigen Kugeln in den gehackten Haselnüssen wälzen und noch eine weitere Stunde kaltstellen

Kraft-Frühstück

Zutaten:

- 100g Magertopfen
- 1 Ei
- 2 EL Chiasamen
- 2 EL Leinsamen
- Eine Prise Salz
- Eine Prise Pfeffer
- ½ Lauchzwiebeln
- ½ Bund Schnittlauch
- 30g Crème fraîche

- ½ TL Kürbiskerne
- 1/3 TL Sonnenblumenkerne
- Backpapier

Zubereitung:

- Für die Brötchen den halben Topfen, Eier, Chiasamen, Leinsamen, eine Prise Salz und eine Prise Pfeffer in eine Schüssel geben und mit den Schneebesen des Rührgerätes gut verrühren. Ca. 20 Minuten -quellen lassen. Inzwischen Lauchzwiebeln putzen, waschen und in feine Ringe schneiden. Schnittlauch waschen und in feine Röllchen schneiden.
- Für den Dip den restlichen Topfen, Crème fraîche sowie den restlichen Schnittlauch verrühren. Mit Salz und Pfeffer abschmecken. (Eventuell kann auch Kräutersalz verwendet werden)

- Für die Brötchen Kürbiskerne grob hacken und mit Sonnen-blumen-kernen mischen. Lauchzwiebeln und Rest Kräuter unter die Brötchenmasse rühren. Mithilfe eines Esslöffels 2-4 Häufchen auf ein mit Back-papier ausgelegtes Backblech geben, etwas flach drücken und mit den Kernen bestreuen.

- Im vorgeheizten Backofen (E-Herd: 200 °C/Umluft: 180 °C/Gas: s. -Her-steller) ca. 25

Minuten backen. Abkühlen lassen. Brötchen mit Quark-dip servieren. Dazu schmecken Tomaten und Schinken.

- Schmecken lassen

Hauptspeisen

Gemüse Pfanne

Zutaten:

- 350g mageres Hackfleisch (wenn möglich Bio)
- 300g Süßkartoffeln
- 1 Zwiebel
- ½ rote Paprika
- ½ grüne Paprika
- 300g passierte Tomaten
- 100ml Schlagobers/Rahm
- 1 EL Rapsöl
- Eine Prise Salz & Pfeffer
- Etwas Chili & Oregano
- 150g Feta
- 2 Knoblauchzehen

Zubereitung:

- Süßkartoffeln schälen, abwaschen und in klein würfeln
- Zwiebeln, Paprika ebenfalls würfeln
- Knoblauch durch die Knoblauchpresse drücken oder ganz fein zerhacken

- Öl in einer Pfanne erhitzen und das Hackfleisch anbraten, das Fleisch dabei gut zerdrücken, dass keine größeren Klumpen entstehen
- Zwiebel, Paprika, Knoblauch, Tomaten unterrühren und mit dem Rahm ablöschen
- Weitere 10 Minuten köcheln lassen bis die Süßkartoffeln weich genug sind
- Mit Salz Pfeffer und den anderen Gewürzen noch abschmecken und den Feta unterrühren.
- Heiß servieren

Grüne-Schnecken

Zutaten:

- 150g Karotten
- ½ Würfel frische Hefe
- 250g Dinkelmehl glatt
- 400g Dinkelvollkornmehl
- 250g Topfen
- 400ml lauwarmes Wasser
- 30g Leinsamen
- 1 TL Salz
- Circa 120 g Bärlauch Pesto
- Mehl zum verarbeiten

Zubereitung:

- Ofen auf 200 Grad Celsius vorheizen
- Karotten in einer großen Schüssel fein raspeln
- Die Hefe im warmen Wasser auflösen
- Alle trockenen Zutaten und den Topfen zu den Karotten geben
- Mit dem Hefe-Wasser vermengen und mit dem Handmixer gut durchkneten
- Teig zudecken und eine halbe Stunde lang gehen lassen
- Den Teig in 4 Portionen aufteilen und jedes Stück Teig separat zu einem Rechteck ausrollen
- Pesto auf dem Teig verteilen und das Rechteck zu einer Rolle zusammenrollen
- Mit dem Messer einige Scheiben abtrennen, circa 2 Centimeter
- Die fertigen Schnecken auf Backpapier auslegen und mit den anderen Rechtecken weitermachen
- Im bereits warmen Ofen die Pesto Schnecken für 15 Minuten backen
- Kontrollieren, ob die Schnecken bereits gold-braun sind. Dann herausnehmen und noch warm servieren

Paprika Nudeln

Zutaten:

- 180g Vollkornpasta (Auch Linsen Pasta ist geeignet)
- 600g frische Tomaten
- 1 Zwiebel
- 2 Knoblauchzehen
- 1,5 Paprika
- 3 TL Öl zum anbraten
- 120g Feta
- 300g gemischter Salat
- Olivenöl
- Apfelessig
- Etwas Chili und Oregano

Zubereitung:

- Nudelwasser aufstellen und Vollkornnudeln ins kochende, gesalzene Wasser geben
- Zwiebeln, Knoblauch und Paprika kein würfeln
- 3 TL Öl in einer Pfanne erhitzen und Zwiebeln darin anbraten. Knoblauch und Paprika kurz dazugeben und für 2 Minuten anbraten lassen
- Tomaten ganz fein hacken und dazu geben – ebenfalls einige Minuten köcheln lassen
- Olivenöl, Salz, Pfeffer, Oregano und Chili dazu geben

- Nudeln auf zwei Teller verteilen und die Soße auf die Teller verteilen – auch der Feta wird darüber gestreut
- Salat kurz abwaschen und zerkleinern, mit Apfelessig, Olivenöl, etwas Salz und Pfeffer marinieren und gemeinsam mit den Nudeln servieren.

Quinoa Salat

Zutaten:

- 1 Tasse Quinoa
- 2 Tassen Wasser
- ½ Gurke
- Feta
- Ein Paar zweige Koriander
- Rote Beete im Glas
- Ein kleiner Zucchino
- ¼ Zwiebel
- 1 Knoblauchzehe
- Ein Paar Oliven
- Olivenöl
- Eine Prise Salz
- Eine Prise Pfeffer

Zubereitung:

- Quinoa in einen Topf geben mit reichlich Wasser und 10 Minuten lang kochen lassen (Wasser etwas salzen)
- In der Zwischenzeit Zwiebel in kleine Würfel schneiden und Knoblauch durch die Knoblauchpresse drücken
- Zucchini abwaschen und auch in kleine Würfel schneiden
- Einen Spritzer Olivenöl in der Pfanne erhitzen, Zwiebel und Knoblauch beigeben und kurz anbraten lassen
- Dann Zucchini dazu geben und weitere Minuten braten lassen
- Zucchini salzen und Pfeffern
- Feta, Oliven, Rote Beete und Gurke in kleine Würfel schneiden und den Koriander ganz fein zerhacken
- Das Wasser vom Topf mit dem Quinoa ablassen und Quinoa auf 2 Suppenschüsseln verteilen
- Feta, Oliven, Rote Beete, Gurke, Koriander daruntermischen
- Warme Zucchini darüberlegen und eventuell noch mit etwas Salz abschmecken
- Warm servieren

Chili Sin Carne (Vegetarisch)

Zutaten:

- 150 g Sojaschnetzel (auch bekannt als Sojagranulat)
- 2 Zwiebeln
- 2 Knoblauchzehen
- 4 EL Olivenöl
- 3 EL Tomatenmark
- 2 Dosen (à 425 ml) stückige Tomaten
- 250 ml Gemüsebrühe
- 1 Dose Kidneybohnen
- 1 Dose Mais
- 1 rote Chilischote
- Salz, Pfeffer

Zubereitung:

- Sojaschnetzel nach Packungsanweisung einweichen. Zwiebeln und Knoblauch schälen und fein würfeln. Öl in einem Topf erhitzen, Zwiebeln und Knoblauch darin anschwitzen. Tomatenmark einrühren und anschwitzen.
- Sojaschnetzel abgießen, ausdrücken und fein hacken. Zum Topf geben, etwas anbraten und mit Dosentomaten und Brühe ablöschen. Ca. 30 Minuten bei geringer Hitze köcheln lassen.
- Mais und Bohnen abgießen und mit kaltem Wasser abspülen. Chili putzen, der Länge nach

aufschneiden, waschen und Kerne entfernen. Schote klein schneiden. Chili, Bohnen und Mais dazugeben und weitere ca. 10 Minuten köcheln. Mit Salz und Pfeffer würzen.

Die Grüne Spaghetti Art

Zutaten:

- 1kg dünne Zucchini
- Salz
- Pfeffer

Zubereitung:

- Zucchini waschen und putzen.
- Zucchini mit einem Spiralschneider in lange dünne Streifen schneiden. Hierfür das Gemüse mit leichtem Druck und einer Drehbewegung in den Spiralschneider hineinschieben. Alternativ kannst du auch einen Sparschäler verwenden. Damit lassen sich lange breite Streifen ähnlich wie Bandnudeln formen. Einfach den Sparschäler ans obere Ende setzen und herunterziehen. Das Ganze rundherum wiederholen, bis nur noch das Kerngehäuse übrig bleibt.
- 2 EL Öl in einer Pfanne erhitzen. Zucchininudeln darin ca. 3 Minuten unter Wenden bissfest

dünsten. Mit Salz, Pfeffer und optional Saft von 1 Limette abschmecken. Schon ist die leichte Mahlzeit fertig.

Süße Pute

Zutaten:

- 125 g Basmatireis
- Salz
- 2 Möhren (ca. 200 g)
- 250 g Putenbrustfilet
- 1 EL Keimöl
- Pfeffer
- 2 EL körniger Senf
- 1 EL Honig

Zubereitung:

- Basmatireis mit 300 ml lauwarmem Wasser und etwas Salz in einen Topf geben, aufkochen und zugedeckt bei kleiner Hitze etwa 5 Minuten garen.
- Inzwischen Möhren schälen, auf einem Gemüsehobel oder mit einem Sparschäler zunächst in lange Streifen, dann in etwa 4 cm lange Stücke schneiden und zum Reis geben. Zugedeckt 8–9 Minuten weitergaren.

- Inzwischen die Putenbrust waschen, mit Küchenpapier trockentupfen und in etwa 2 cm große Würfel schneiden.
- Keimöl in einer Pfanne erhitzen. Putenbrustwürfel darin rundherum 4 Minuten anbraten und mit Salz und Pfeffer würzen.
- Senf, Honig und 50 ml Wasser zum Fleisch geben und aufkochen. Bei kleiner Hitze etwa 2 Minuten ziehen lassen.
- Möhren-Basmatireis mit Salz abschmecken und mit der Putenbrust anrichten.

Lime-Couscous

Zutaten:

- 2 gelbe Paprikaschoten (ca. 400 g)
- 1 Bio-Limette
- 125 g Couscous
- 4 frische Makrelenfilets (mit Haut, ca. 250 g)
- 1 TL Keimöl
- Salz
- ½ Bund Koriander
- Cayennepfeffer
- Pfeffer

Zubereitung:

- Paprikaschoten vierteln, entkernen und waschen. Dann quer in feine Streifen schneiden.
- Limette heiß abwaschen, trockenreiben und die Hälfte der Schale fein abreiben. Die Limette halbieren und auspressen.
- Couscous, 175 ml Wasser, Limettenschale und Paprikastreifen in einen Topf geben, aufkochen und umrühren. Bei kleiner Hitze zugedeckt etwa 6 Minuten garen.
- Inzwischen die Makrelenfilets waschen und mit Küchenpapier trockentupfen.
- Eine Grillpfanne erhitzen und mit Öl bestreichen. Makrelenfilets auf den Innenseiten salzen und in die Pfanne legen (mit den Innenseiten nach unten). Bei mittlerer Hitze 3 Minuten grillen.
- Makrelenfilets wenden und auf der Hautseite weitere 3 Minuten grillen.
- Koriander waschen, trockenschütteln und die Blätter abzupfen. Einige davon zum Garnieren beiseitelegen, den Rest hacken.
- Gehackten Koriander zum Couscous geben. Couscous mit Salz und Cayennepfeffer abschmecken.
- Die Innenseiten der Makrelenfilets mit 2–3 TL Limettensaft beträufeln, mit Pfeffer bestreuen

und die Filets auf dem Couscous anrichten. Mit Korianderblättern garnieren.

Omega 3 Gericht

Zutaten:

- 2 Zwiebeln (ca. 100 g)
- 2 EL Keimöl
- 240 g Aprikosen (Dose; Abtropfgewicht)
- 250 g Blattspinat (tiefgekühlt)
- 2 Pangasiusfilets (à ca. 120 g, vorzugsweise Bio-Pangasius)
- 20 g Sonnenblumenkerne

Zubereitung:

- Zwiebeln schälen und in schmale Spalten schneiden.
- 1 EL Öl in einem Topf erhitzen. Zwiebeln darin bei kleiner Hitze zugedeckt etwa 5 Minuten dünsten.
- Inzwischen die Aprikosen in einem Sieb abtropfen lassen und in Spalten schneiden.

- Blattspinat zu den Zwiebeln geben und bei kleiner Hitze zugedeckt etwa 5 Minuten dünsten.
- Pangasiusfilets waschen und mit Küchenpapier trockentupfen.
- Sonnenblumenkerne in einer beschichteten Pfanne bei mittlerer Hitze hellbraun rösten, auf einen Teller geben und abkühlen lassen.
- Restliches Keimöl in der Pfanne erhitzen. Pangasiusfilets mit Salz und Pfeffer würzen und bei mittlerer Hitze von jeder Seite etwa 2 Minuten braten.
- Aprikosen zum Spinat geben und erhitzen. Spinat-Aprikosen-Gemüse salzen, pfeffern, mit den Pangasiusfilets anrichten und mit Sonnenblumenkernen bestreuen.

Grüne Bohnen

Zutaten:

- Salz
- 300 g grüne Bohnen (tiefgekühlt)
- 400 ml klassische Gemüsebrühe
- 1 TL getrockneter Thymian
- 100 g Dinkel-Vollkorngrieß
- 60 g Blauschimmel-Weichkäse (50 % Fett)
- Pfeffer

Zubereitung:

- Reichlich Wasser in einem Topf zum Kochen bringen, salzen und die Bohnen hineingeben. Aufkochen und zugedeckt bei mittlerer Hitze 8 Minuten garen.
- Inzwischen die Gemüsebrühe mit dem Thymian aufkochen. Dinkelgrieß unter Rühren einstreuen und aufkochen. Bei kleiner Hitze zugedeckt etwa 8 Minuten quellen lassen, gelegentlich umrühren. Inzwischen Blauschimmelkäse in kleine Würfel schneiden. Bohnen in einem Sieb abtropfen lassen.
- Dinkelgrieß mit Salz und Pfeffer abschmecken und in eine flache Auflaufform geben.
- Bohnen als breiten Streifen auf dem Grieß verteilen und den Blauschimmelkäse darüber geben.
- Auf der mittleren Schiene unter dem vorgeheizten Backofengrill 2–3 Minuten gratinieren, bis der Käse schmilzt. Herausnehmen und mit Pfeffer bestreuen.

13. Fazit:

Wie man durch die Rezepte erkennen kann ist diese Ernährungsstrategie einfach vielfältig. Obwohl man mehrere Stunden lang nicht essen darf, kann man sich in der restlichen Zeit mit gesunden Rezepten austoben. Das beste am ganzen ist, dass das Intervallfasten durchaus effektiv ist, vorausgesetzt, dass man sich an alle Regeln hält.

Das Ziel dieses Fastens ist es, dem ganzen Körper ein besseres Gefühl zu geben, sich einfach wohler zu fühlen, in der eigenen Haut. Und dies kann erreicht werden, wenn der Wille dazu vorhanden ist. Wie bei jeder Diät braucht man Motivation, um überhaupt anzufangen, und noch viel mehr Willensstärke um sie durchzuhalten. Aber gerade beim Intervallfasten geht es um eine andauernde Verbesserung, die mit kleinen Schritten beginnt und langsam aufbaut.

Nicht alle können sich mit dem Intervallfasten identifizieren und das richtige Zeitmanagement ist nicht vorhanden. Auch sind, wie bei allen Diäten, gewisse körperliche Voraussetzungen vorhanden.

Doch wer sich darauf einlässt erhöht seine Chancen, seinem Traumgewicht langsam entgegen zu steuern.

Impressum & Haftungsausschluss

Kontakt:

Oguz Tiras

Ziegelstaße 22

21706 Drochtersen

E-Mail: zugoo@hotmail.de

Urheberecht:

Haftungsausschluss

www.ingramcontent.com/pod-product-compliance
Lightning Source LLC
Chambersburg PA
CBHW050831290526
45792CB00001B/350